ÉTUDE
DES RÉFLEXES

DANS

LA FIÈVRE TYPHOIDE

PAR

Le Dr M. LIBERT

DE L'UNIVERSITÉ DE PARIS

PARIS

LIBRAIRIE DES FACULTÉS

A. MICHALON

26, Rue Monsieur-le-Prince, 26

—

1902

ÉTUDE

DES RÉFLEXES

DANS

LA FIÈVRE TYPHOIDE

PAR

Le Dr M. LIBERT

DE L'UNIVERSITÉ DE PARIS

PARIS

LIBRAIRIE DES FACULTÉS

A. MICHALON

26, Rue Monsieur-le-Prince, 26

1902

A LA MÉMOIRE DE MA MÈRE

A MON PÈRE

Hommage de piété filiale et de reconnaissance

MEIS ET AMICIS

ÉTUDE DES RÉFLEXES

DANS LA FIÈVRE TYPHOIDE

Au moment de terminer nos études médicales, nous sommes heureux d'adresser ici nos remerciements aux maîtres éminents dont nous avons eu l'honneur d'être l'élève.

D'abord externe, puis interne provisoire et interne aliéniste des hospices de Nantes, nous ne saurions oublier les maîtres de cette école, et en particulier, ceux dont nous avons eu l'honneur d'être l'externe et l'interne, MM. les docteurs Raingeard, Malherbe, directeur de l'école de médecine, Hervouët, Moussier, Vignard et le docteur Biautte, médecin en chef de l'asile d'aliénés de Nantes, dont nous fûmes l'interne pendant près de deux ans. Qu'ils reçoivent ici les remerciements les plus sincères de leur ancien élève, pour les excellents conseils qu'ils nous donnèrent toujours avec tant d'amabilité et une constance inlassable.

L'un de ceux qui furent nos premiers chefs de service est mort, hélas! il y a trois ans, emporté par une longue et cruelle maladie: nous avons cité le docteur Moussier. Qu'il nous soit permis de saluer sa mémoire d'un respectueux souvenir.

Nous n'avons pas nommé M. le docteur Heurteaux, chirurgien en chef des hospices de Nantes, membre correspondant de l'Académie de médecine de Paris, chevalier de la Légion d'honneur, dont nous eûmes cependant l'honneur d'être le stagiaire pendant un an, l'externe pendant six mois. Mais si nous l'avons fait, c'est à dessein, car nous tenions à remercier tout spécialement l'homme et le savant pour tous les soins éclairés et vraiment paternels qu'il ne cesse de prodiguer à nous et à notre famille depuis plus de vingt ans. Nous lui avons été redevables plusieurs fois d'existences qui nous sont chères, et nous sommes certain d'être l'interprète de notre famille en le priant d'accepter en son nom et au nôtre, l'hommage de notre reconnaissance émue et de notre profonde gratitude.

Nous remercions également M. le docteur Hirtz, médecin de l'hôpital Laënnec, de l'aimable accueil qu'il nous a fait dans son service, et des conseils à la fois bienveillants et éclairés qu'il nous donna relativement à notre thèse dont il eut la bonté de nous indiquer le sujet.

M. le docteur Miraillé, médecin des hôpitaux de

Nantes, a toujours montré une grande bienveillance à notre égard. Nous lui en exprimons toute notre reconnaissance.

Enfin, que tous ceux qui nous furent amis durant ces longues années d'études, et dont je ne saurais citer tous les noms, trouvent ici un affectueux remerciement.

M. le professeur Raymond a bien voulu accepter la présidence de notre thèse, nous lui en exprimons respectueusement toute notre reconnaissance.

INTRODUCTION

D'une façon générale on désigne sous le nom de
réflexes tendineux la contraction brusque et rapide
des muscles, provoquée par l'excitation de leur tendon.

Le phénomène du genou est un phénomène physiologique et se rencontre chez la plupart des individus
sains. On l'obtient en frappant un coup sec sur le tendon rotulien avec le bord cubital de la main, ou avec
le marteau de Skoda, les muscles de la cuisse étant
en état de relâchement complet. Pour cela le sujet
s'asseoit sur le bord de son lit, les jambes pendantes,
ou bien croise l'une sur l'autre les jambes à demi
fléchies, tout en restant dans la position du décubitus.
Enfin un troisième moyen peut être employé : l'opé-
rateur place une main sous l'articulation du genou,
la jambe retombant inerte, et percute le tendon avec
l'autre main.

Les deux premiers procédés sont de beaucoup les

meilleurs, mais chez les malades il faut souvent se contenter du dernier.

On provoque le clonus du pied par le redressement brusque de la pointe du pied, la jambe très légèrement fléchie sur la cuisse. Il consiste en une série de trépidations plus ou moins nombreuses, parfois indéfinies et plus ou moins amples qui cessent dès que le pied a repris sa position normale.

Dans quelques cas, ce phénomène se produit spontanément, le malade étant par exemple assis et appuyant sur le sol le bord externe du pied, ce pied étant placé de préférence dans l'extension.

On obtient le réflexe achilléen par la percussion du tendon d'Achille, le malade étant à genoux sur le bord de son lit ou les genoux à moitié fléchis, le pied étant à angle droit avec la jambe, le malade restant couché sur le côté opposé à celui sur lequel on opère.

Les phénomènes tendineux sont le résultat d'actions réflexes : ils ont pour origine les nerfs centripètes aponévrotiques placés entre le muscle et le tendon, nerfs qui se rendent avec les racines postérieures aux cellules esthésodiques de la moelle qui sont elles-mêmes en rapport avec les cellules motrices des cornes antérieures : l'arc réflexe est complété par les cellules motrices et par les nerfs qui en émanent. L'arc des réflexes tendineux n'est pas le même que l'arc réflexe musculo-cutané.

Les résultats publiés jusqu'à ce jour sur l'état de

la réflectivité spinale dans la dothiénentérie sont bien peu concordants.

Strumpell dit en effet avoir constaté l'exagération des réflexes tendineux chez les convalescents typhiques.

Petitclerc au contraire écrit ceci : « Nos recherches ne concordent pas avec celles de Strumpell... Nous avons cherché les réflexes tendineux dans le cours de la fièvre typhoïde ; dans bien des cas, nous avons trouvé l'existence normale du phénomène du genou, mais souvent il était plutôt diminué qu'augmenté. »

Ballet après avoir rapporté les deux opinions précédentes s'exprime ainsi : « Il est vraisemblable que les faits rapportés par les précédents auteurs sont exacts les uns et les autres, mais qu'ils se sont trouvés dans des conditions d'observation différentes. » Enfin Ballet se range à l'opinion de Strumpell.

Pour Pluyaud dans la période d'état les réflexes sont diminués, et exagérés pendant la convalescence, mais il est d'avis que la plupart des réflexes sont exagérés car il reproche à Petitclerc de ne s'être occupé que du réflexe du genou alors qu'il en existe bien d'autres, celui du poignet, du coude, du pied, enfin le tremblement épileptoïde ou épilepsie spinale.

Maintenant quelles sont les causes d'hyperexcitabilité médullaire ?

Jaccoud parlant de la forme ataxique de la fièvre

typhoïde disait qu'on peut observer des phénomènes divers d'excitation, nerveux, seuls ou associés, sans qu'il s'agisse ni d'hypertrophie, ni d'inflammation des méninges.

Ces phénomènes sont dès lors la résultante de causes multiples : action nocive du sang altéré, troubles de la nutrition interstitielle, influence de la chaleur anormale, troubles de l'hématose, toutes conditions qui modifient l'excitabilité des éléments nerveux et qui trouvent au bout de quelques jours un puissant auxiliaire dans l'affaiblissement et l'anémie produits par la consomption fébrile.

Pour Guéneau de Mussy les formes nerveuses de la fièvre typhoïde seraient dues « à l'impression produite sur les centres nerveux par le sang chargé du poison infectieux et modifié par lui, et pouvant amener une congestion légère, dont on ne retrouve pas les traces à l'autopsie, ou à une congestion intense qui devient prédominante, et peut être le point de départ d'hyperplasie inflammatoire des méninges. »

Pour lui les contractures devraient être attribuées à la rupture de l'équilibre qui existe dans l'état physiologique entre l'action cérébrale, et l'action spinale, le cerveau étant l'organe qui occupe le plus haut rang dans la hiérarchie des fonctions, et, par conséquent, le plus sensible, sera le premier touché par le poison, et un des premiers effets de cette atteinte sera la perte de son contrôle sur la moelle et le pouvoir réflexe se manifestera alors comme chez les animaux décapités.

Pour Artaud, il s'agit bien en effet d'une action toxique sur la moelle, mais il ne lui paraît pas qu'il puisse être question ni de la toxine typhique, ni d'une hyperexcitabilité médullaire par suppression du contrôle cérébral sur les cellules motrices. Et il conclut ainsi: « N'est-il pas préférable d'admettre qu'il y a dans le sang des typhiques des substances toxiques d'origine réactionnelle, ayant sur les centres nerveux, un rôle diamétralement opposé à celui de la toxine ? »

Enfin pour Pluyaud les causes d'hyperexcitabilité médullaire sont multiples : on peut invoquer :

1° L'action directe du poison typhique sur la moelle y déterminant soit des lésions peu profondes soit un mode particulier de réaction.

2° Des désordres peuvent encore être apportés aux fonctions motrices de la moelle par la longue durée d'un appareil fébrile intense comme celui de la dothiénentérie.

3° On peut encore penser que l'exaltation du pouvoir excito-moteur de la moelle est sous la dépendance de l'anémie, qui est la suite inévitable de la fièvre typhoïde.

4° L'altération du sang dans la dothiénentérie est assez considérable pour expliquer les désordres multiples rencontrés dans les fonctions excito-motrices de la moelle.

Strumpell et Sterilhg reconnaissent comme causes de l'exagération des réflexes l'épuisement et la débilitation de l'organisme.

Cependant Renard l'a notée dès le début de la fièvre typhoïde chez des malades, alors que leur constitution n'avait pas encore eu à souffrir de l'affection. Elle s'est montrée également dans des formes très légères abortives et presque ambulatoires. D'autre part, des formes prolongées de la maladie n'ont pas troublé la réflectivité spinale autant qu'on a pu les suivre jusque dans la convalescence.

L'abolition des réflexes serait due d'après Petitclerc a l'hyperthermie, à l'action du poison typhique et aux congestions passives troublant le fonctionnement de la moelle.

L'action de la longue durée de la fièvre et de l'hyperthermie ne nous paraissent pas être cause de l'exagération.

Quant à la valeur de cette éxagération des réflexes au point de vue du pronostic, voici ce que la thèse de M. Renard, de Nancy, nous dit à ce sujet :

L'exagération des réflexes peut se rencontrer dans toutes les formes de la maladie, aussi bien dans les formes graves que dans les formes simplement prolongées ou bénignes. Il s'ensuit qu'on ne saurait attacher à ce signe une valeur quelconque au point de vue du pronostic.

Plusieurs auteurs ont cherché a expliquer ces modifications par l'existence d'une lésion pathologique. Cependant les recherches microscopiques de Fritz, Chedeverge, Hoffusau, Cazalès, Griesenger et Ballet n'ont révélé aucune altération bien nette de la moelle ; celle-ci présenterait un certain degré de congestion.

Renard a examiné avec l'aide du professeur Baratan, de Nancy, deux moelles de typhiques qui tous deux avaient présenté une exagération considérable des réflexes et il y a trouvé des lésions très appréciables. Ces moelles avaient été durcies par le réactif d'Erlich puis traitées par la solution de Weigert.

Dans la première moelle on constate à la région lombaire, une fragmentation de la myéline dans certains tubes nerveux ; dans d'autres elle a disparu presque totalement. La lésion affecte surtout les gros tubes, les petits lui échappent en partie et cela existe sur toute la surface de la moelle. Cependant, elle est plus prononcée dans le faisceau pyramidal et dans les cordons latéraux surtout à leur partie profonde. Le cylindre-axe est respecté, le tissu conjonctif est légèrement augmenté dans les interstices.

La seconde moelle offre des lésions encore plus prononcées. Dans les racines antérieures la myéline apparaît çà et là sous la forme de petits grains ou croissants. D'autres cylindres plus nombreux en sont totalement dépourvus. Les cordons postérieurs sont moins atteints que les cordons latéraux.

Dans ces deux cas les mêmes lésions existent à la région dorsale ; elles y sont moins accentuées cependant.

Comme on a reproché aux auteurs des différents travaux qui ont paru sur ce sujet de ne s'occuper exclusivement que de tel ou tel réflexe en particulier, et par conséquent de ne pouvoir en tirer que des conclusions restreintes, nous avons décidé pour obvier à ces inconvénients de rechercher chez tous les malades que nous avons examinés les réflexes suivants :

Le réflexe du genou, le réflexe achilléen, le clonus du pied, le réflexe du poignet et celui du coude.

Une circonstance particulièrement douloureuse, la mort d'une mère, ne nous a pas permis de donner à notre travail toute l'extension que nous aurions voulu.

Néanmoins nous avons réuni 14 observations de typhiques à différentes époques de l'affection ; les voici. Nous verrons après quelle est la valeur des signes que nous avons trouvés, ce que ces observations peuvent présenter d'intéressant et si nous sommes d'accord avec ce qui a été publié.

OBSERVATIONS

OBSERVATION I

(Personnelle)

Hôtel-Dieu de Nantes, salle 17, lit nº 2.

L... Marie, 16 ans, lingère, entre le 13 janvier.

Le début remonte à 8 jours, céphalée. Un peu de diarrhée. Anorexie, quelques nausées. Insomnie la nuit. Epistaxis. A été purgée et mise au régime lacté par son médecin ordinaire.

Ant. personnels. — Rien à noter.

Ant. héréditaires. — Rien à noter.

La langue est sèche, rôtie. *Foie* gros, non douloureux. *Rate* grosse. *Cœur* : souffle mésosystolique à la pointe. *Poumons* normaux. *Urines* : albumines. T. 38°3. Traitement : salol 4 gr. lait. Eau Sedlitz.

16 janvier, soir. — T. : 38°9. Bon état général, un peu de diarrhée. Boit bien. *Urines* 1500 gr. en 24 heures. Taches rosées lenticulaires. Réflexes rotuliens exagérés. Achilléens, exagérés. Tremblement épileptoïde, très marqué.

2

17 janvier. — T. : 37°7 matin. La malade a dormi.

Urines { claires et abondantes.
{ albumine.

Pouls : 70. Langue saburrale, diarrhée.

Côté droit.......... { Réflexe du Poignet ... } Exagérés
{ Réflexe du Coude.... }

Côté gauche........ { Réflexe du Poignet... } Exagérés
{ Réflexe du Coude.... }

OBSERVATION II

(Personnelle)

Salle 17, lit n° 4.

Marie L..., domestique, entre le 10 décembre.

Le début remonte à 8 jours. Céphalée. Vomissements. Epistaxis. Bourdonnements d'oreilles. Vertiges. Constipation opiniâtre. Anorexie absolue. Toux fréquente. Insomnie absolue. Ne s'est alitée que le 6 décembre.

A. P. : Néant.

A. H. : Père mort d'accident. Mère en couches.

Dyspnée légère. Langue rôtie. Haleine fétide. Ventre gros, météorisé. Taches rosées nombreuses. Gargouillement de la fosse iliaque droite. T. 39°9. Pouls : 104 à la minute.

Poumons : râles ronflants et sibilants nombreux disséminés en avant et en arrière.

Foie : Hypertrophié et douloureux à la pression.

Cœur : Tachycardie. *Rate* : Enorme.

Urines : Albumine en quantité.

Traitement : Eau Sedlitz ; salol, 4 gr., lait.

14 décembre. — Mauvais état général. Langue rôtie. Ventre ballonné. T. : 37°8. *Poumons* : râles muqueux et secs. très nombreux à droite et à gauche, en avant et en arrière.

18 décembre. — Erythème scarlatiniforme sur la paroi abdominale. Boit bien. Urine mieux : 1.700 gr. en 24 h.

19 septembre. — T. : 37°9. Respiration : 33°. Pouls · 91 à la minute. *Poumons,* râles humides. Ventre souple. Langue humide.

25 décembre. — T. : 37°. Ventre souple. *Poumons* normaux. La malade commence sa convalescence.

16 janvier. — Réflexes rotuliens nuls.

Réflexes achilléens nuls.

Tr. Epileptoïde : nul.

Côté droit	Réflexe du Poignet... Réflexe du Coude	Abolis
Côté gauche	Réflexe du Poignet... Réflexe du Coude	Abolis

OBSERVATION III

(Personnelle)

Salle 17, lit n° 8.

Marie, 35 ans, domestique, entre le 7 janvier.

Le début de la maladie remonte à 8 jours. La malade qui soignait un typhique est prise subitement de céphalée. Elle a de la diarrhée, des vomissements, quelques bourdonnements d'oreilles. Alitée depuis 4 jours sur les conseils de son médecin ordinaire qui l'a purgée.

A. H. : Père mort de cardiopathie.

A. P. : Néant.

Langue rôtie. Ventre souple, pas de taches rosées. *Poumons* normaux. *Foie* gros, douloureux. *Rate* énorme. *Urines* : albumine, urobiline. La malade est abattue. T. : 39°2. Pouls : 120.

Traitement : salol : 4 gr. H²O Sedlitz, lait.

10 janvier. — Toujours de la diarrhée et de la céphalée. Insomnie. Boit très bien. Urines : 1200 gr. T. : 38°2. Ventre souple. Pouls : 100°.

15 janvier. — T. : 38°. Urines : 1600 gr. Pouls : 95. Boit bien. Ventre souple. A dormi un peu.

20 janvier. — T. 37°. La malade entre en convalescence.

20 janvier. — Réflexes rotuliens très exagérés à droite. Encore plus à gauche.

Réflexes achilléens abolis.

Tremblement épileptoïde : nul.

Côté droit . . . . { Réflexe du Poignet . . . / Réflexe du Coude . . . . } Exagérés

Côté gauche . . . . { Réflexe du Poignet . . . / Réflexe du Coude . . . . } Exagérés

OBSERVATION IV

(Personnelle)

Salle 17, lit n° 10.

M .., Marie, 14 ans, ouvrière, 12 janvier.

Le début remonte à trois semaines. Céphalalgie, vomissements. Epistaxis. Insomnie. Constipation opiniâtre. Anorexie, quelques vertiges surtout lorsque la malade s'asseoit sur son lit, s'est alitée il y a 15 jours sur les conseils de son médecin ordinaire qui l'a purgée.

A. P. : Très nerveuse. A eu des crises hystériformes.

A. H. : Néant.

La malade est abattue. Elle répond mal aux questions posées. Ventre souple, quelques taches lenticulaires sur les seins. Langue saburrale, rôtie sur les bords. *Foie* gros. *Cœur*: souffle mésosystolique à la pointe. *Rate* grosse. *Poumons*, quelques râles sibilants à droite et en arrière. T. : 38°5. Pouls : 110.

Urines: urobiline.

Traitement: lait, eau Sedlitz, salol 4 gr.

16 janvier. — Boit bien, urines 1500 gr., selles, langue humide, ventre souple. Toujours de la céphalée et de l'insomnie. T. 38°3, pouls 105, un peu de diarrhée.

18 janvier. — T. 37°3 matin, a dormi, urines 1700 gr., plus de diarrhée, langue belle.

22 janvier. — Commence sa convalescence.

25 janvier. — Réflexes rotuliens : abolis.

Réflexes achilléens: nuls.

T. épileptoïde : nul.

Poignet et coude :

Côté droit........... { Réflexe du Poignet... } { Réflexe du Coude..... } abolis

Côté gauche......... { Réflexe du Poignet... } { Réflexe du Coude..... } abolis.

OBSERVATION V

(Personnelle)

Salle 17, lit n° 11, H... Eugénie, sans profession, 16 ans.

12 janvier. — Le début remonte à huit jours. Vomissements, céphalée, vertiges, bourdonnements d'oreilles, anorexie, constipation, insomnie. S'est alitée il y a quatre jours et purgée sur les conseils de son médecin traitant.

Ant. personnels : Délicate et nerveuse. A eu la varicelle à l'âge de 6 ans, rougeole à 7 ans.

Ant. héréditaires : Néant.

Langue rôtie, ventre météorisé. La petite malade est très abattue, l'haleine est fétide. *Poumons* : râles sibilants nombreux, *foie* gros, *rate* grosse. *Cœur* : souffle mésosystolique à la pointe. *Urines* : albumine en quantité. *Traitement* : salol 4 gr., eau Sedlitz, lait. T. 39°2, pouls 125.

17 janvier. — Quelques coliques, ventre ballonné, pouls 110, T. 38°9, respiration 33.

La palpation du ventre n'est pas douloureuse, pas de défense musculaire, quelques vomissements. *Traitement* : lait, Eau de Sedlitz.

Parésie du sphincter vésical, cathétérisme, 2 litres 1/2 urine sont évacués ; le pouls est bon, langue toujours rôtie. Malade un peu déprimée.

18 janvier. — Vomissements. Pouls 110, T. 38°2. Ventre moins météorisé. Boit bien, urine mieux.

20 janvier. — Parésie du sphincter vésical, cathétérisme, 2 litres d'urine environ. État général cependant satisfaisant. T. 38°, pouls 100, ventre souple, langue humide, boit bien.

22 janvier. — T. 37°3. La malade commence sa convalescence.

25 janvier. — Réflexes rotuliens : exagérés.

Réflexes achilléens : exagérés.

T. Epileptoïde : exagéré.

Poignet et coude :

Côté droit .... { Réflexe du Poignet... { abolis.
{ Réflexe du Coude..... {

Côté gauche........ { Réflexe du Poignet... { abolis.
{ Réflexe du Coude..... {

OBSERVATION VI

(Personnelle)

Salle 8, lit n° 13.

D... Jean, maçon, 33 ans.

23 décembre 1901. — Le début de l'affection remonte à huit jours. Frissons, nausées, céphalée. Cependant le malade continue son travail le lendemain et les jours suivants. Durant toute la semaine, céphalée. anorexie. bourdonnements d'oreilles, vertiges, constipation opiniâtre. Samedi le malade arrête son travail et se couche pour ne plus se relever.

Ant. personnels : Influenza il y a deux ans.

Ant. héréditaires : Néant.

Langue rôtie, ventre souple. *Poumons*, rien. *foie gros, rate grosse. Cœur* : 2° bruit éclatant à l'aorte, souffle mésosystolique à la pointe. Pouls 80 à la minute, T. 38°5.

Urines : Urobiline, phosphates. *Traitement* : Eau de Sedlitz, salol 4 gr., lait.

25 décembre. — Le malade est un peu plus abattu. Il boit bien et urine bien. T. 38°4, pouls 90. Ventre souple, langue rôtie.

30 décembre. — T. 38°, pouls 90. Ventre souple, langue humide, urines 1700 gr.

2 janvier. — T. 37°3, pouls 75, langue un peu saburrale.

10 janvier. — Convalescence.

25 janvier. — Réflexes rotuliens : exagérés.

Réflexes achilléens : nuls.

Tremblement épileptoïde : nul.

Poignet et coude :

Côté droit..........{ Réflexe du Poignet... / Réflexe du Coude..... } abolis.

Côté gauche........{ Réflexe du Poignet... / Réflexe du Coude..... } abolis.

Observation VII (Personnelle)

(Résumée)

Service de M. le docteur Chantemesse, Hôpital temporaire, Bastion 29.

J..., 19 ans, fourreur, lit n° 24, salle Pombla.

Ant. personnels : nuls.

Ant. héréditaires : Mère ayant eu une fièvre cérébrale à l'âge de 16 ans. Début vers le 17 décembre 1901.

Entré dans les premiers jours de janvier avec tous les signes de la F. T. Température ayant oscillé entre 39° et 40°. Baisse régulièrement depuis 5 jours.

Le 20 janvier nous examinons le malade qui a comme température 37°. Il présente de l'hypertrophie cardiaque avec un souffle très net d'insuffisance mitrale.

Réflexes rotuliens : Normaux.

Réflexes achilléens : Nuls.

Tremblement épileptoïde : Absent.

Poignet et coude :

Côté droit......... $\left\{\begin{array}{l}\text{Réflexe du poignet....}\\ \text{Réflexe du coude.....}\end{array}\right\}$ Abolis

Côté gauche .... $\left\{\begin{array}{l}\text{Réflexe du poignet....}\\ \text{Réflexe du coude.....}\end{array}\right\}$ Abolis

OBSERVATION VIII (Personnelle)

(Résumée)

V..., Alfred, 27 ans. Lit n° 1, salle Pombla.

Ant. personnels : Nuls. Mais le malade est très impressionnable.

Ant. héréditaires : nuls.

Les débuts de la maladie remontent à la dernière quinzaine de décembre 1901. Le malade entre à l'hôpital temporaire le 27 décembre et on fit le diagnostic de fièvre typhoïde.

Le malade a présenté du délire pendant plusieurs jours avec une température oscillant entre 40° et 38°5. La température baisse régulièrement depuis 3 jours. Le 28 janvier examen des réflexes.

Réflexes rotuliens : Très exagérés surtout à gauche.

Réflexes achilléens : Exagérés.

Tremblement épileptoïde : Très marqué.

Poignet et coude :

Côté droit .... $\left\{\begin{array}{l}\text{Réflexe du poignet...}\\ \text{Réflexe du coude.....}\end{array}\right\}$ Exagérés

Côté gauche........ $\left\{\begin{array}{l}\text{Réflexe du poignet...}\\ \text{Réflexe du coude.....}\end{array}\right\}$ Exagérés

Observation IX (Personnelle)

(Résumée)

B..., 30 ans, téléphoniste. Lit 23, salle Pombla.

Début, 6 janvier.

Ant. personnels : nuls,

Ant. héréditaires : nuls.

Délire, agitation nocturne, Hémorrhagies répétées et considérables. Temp. oscillant entre 39°8 et 38°. Le 20 janvier examen des réflexes. Le malade est très prostré. Il tousse et expectore des crachats verdâtres assez abondants. Bacillose probable.

Réflexes rotuliens : abolis.

Réflexes achilléens : abolis.

Tremblement épileptoïde, absent.

Côté droit.......... { Réflexe du poignet... } { Réflexe du coude,.... } Abolis

Côté gauche......... { Réflexe du poignet ... } { Réflexe du coude.... } Abolis

Observation X (Personnelle)

(Résumée)

Camille, 20 ans, employée de commerce, salle Trousseau, lit n° 23, hôpital Lariboisière, est entrée dans le service vers le 15 février.

Ant. personnels : nuls.

Ant. héréditaires : nuls.

Les débuts de la maladie remontent aux premiers jours de

février où elle fut prise de malaise général avec céphalée intense
La température a oscillé entre 39°7 et 38°. Nous examinons
cette malade le 4 mars. Depuis 5 jours elle présente une température normale de 37°.

La malade a pris une dizaine de bains les premiers jours qui
ont suivi l'entrée, elle a commencé à s'alimenter aujourd'hui
et est en pleine convalescence.

Réflexes rotuliens : diminués des deux côtés.

Réflexes achilléens : diminués des deux côtés.

Tremblement épileptoïde : absent.

Côté droit............{ Réflexe du poignet.... } abolis.
                            { — du coude.... }

Côté gauche........{ Réflexe du poignet.... } abolis.
                            { — du coude..... }

OBSERVATION XI (Personnelle.)

(Résumée.)

Salle Trousseau, lit n° 32, hôpital Lariboisière.

Mathilde, 24 ans, ménagère.

Ant. personnels : nuls.

Ant. héréditaires : nuls.

La malade fut prise le 1er février 1902 de céphalée intense et
de malaise général, elle traîna ainsi plusieurs jours et rentra à
l'hôpital le 7 février. On porta le diagnostic de F. T.

La température a oscillé entre 38°9 et 38°, elle a baissé régulièrement et depuis sept jours la malade présente une température normale et est considérée comme convalescente. Au cours
de sa ¡F. T. la malade fit une bronchite légère qu'elle attribue

aux bains froids qu'elle a pris, ayant été traitée par la méthode de Brandt.

Nous examinons cette malade le 5 mars.

Réflexes rotuliens : Exagérés.

Réflexes achilléens : Exagérés.

Tremblement épileptoïde : Assez marqué.

Côté droit .... { Réflexes du poignet... / Réflexes du coude.... } Abolis.

Côté gauche .... { Réflexes du poignet... / Réflexes du coude.... } Légèrement exagérés.

OBSERVATION XII (Personnelle.)
(Résumée.)

Salle Aran, lit n° 16, hôpital Lariboisière.

G... Marie, 30 ans, ménagère.

Cette malade entre à l'hôpital le 28 janvier, mais elle est au lit chez elle depuis le 10 janvier, ainsi que son frère, sa mère et une de ses sœurs, qui sont également atteints de fièvre typhoïde.

La température, pendant les cinq ou six jours qui suivirent son entrée, a oscillé entre 40° et 39°. Aucune complication n'est survenue et la température, après avoir baissé régulièrement, est redevenue normale depuis sept jours. Dans le cours de son interrogatoire, la malade nous apprend que sa sœur, restée en traitement chez elle, a succombé il y a quinze jours.

Nous examinons la malade le 5 mars.

Réflexes rotuliens : Exagérés.

Réflexes achilléens : Abolis.

Tremblement épileptoïde : Léger à droite et marqué à gauche.

Côté droit..........{ Réflexe du poignet ...} Abolis
{ Réflexe du coude.....}

Côté gauche.........{ Réflexe du poignet...} Abolis
{ Réflexe du coude.....}

OBSERVATION XIII (Personnelle.)
(Résumée.)

Salle Aran, lit nº 18, hôpital Lariboisière.

Blanche, 32 ans, ménagère.

Ant. pers. : Nuls.

Ant. héréd. : Nuls.

Fut prise les premiers jours de janvier de céphalée, malaise général, fut soignée chez elle pendant une dizaine de jours, et le diagnostic de fièvre typhoïde ayant été porté par son médecin elle entra à l'hôpital vers le 20 janvier.

La température a oscillé entre 39 et 38°. Elle fut soumise à la méthode de la balnéation et sa température après avoir baissé régulièrement est redevenue normale depuis 8 jours.

Nous examinons la malade le 5 mars.

Réflexes rotuliens : Abolis.

Réflexes achilléens : Abolis.

Tremblement épileptoïde : Absent.

Côté droit..........{ Réflexe du poignet ...} Abolis
{ Réflexe du coude.....}

Côté gauche.........{ Réflexe du poignet ...} Abolis
{ Réflexe du coude .....}

OBSERVATION XIV
(Due à l'obligeance du Dr Hirtz.)

Paul G..., malade âgé de 10 ans, garçon boucher, entre dans le service le 15 décembre 1900, salle Cruveilher, lit n° 6.

Ant. héréditaires. Son père a 53 ans, bonne santé : mère, 46 ans, va bien, quelquefois cependant, elle a des maux de tête assez violents.

A quatre frères et trois sœurs en bonne santé, un frère mort-né. La mère n'a pas eu de fausse-couche.

Ant. personnels. N'a jamais eu ni coqueluche ni rougeole ni diphtérie.

Scarlatine l'année dernière. Il est entré le 1er janvier 1900 à l'hôpital des Enfants-Malades. Il y est resté un mois. La convalescence a été normale. Il n'y a pas de reliquats.

Dernièrement dans la maison où il habitait il y avait un malade, atteint de fièvre typhoïde.

Début de la maladie. : Le 10 décembre, il ressent les premiers symptômes de la maladie actuelle : il présente un mal de tête assez violent, des bourdonnements d'oreille, quelques douleurs au ventre, un peu de diarrhée, enfin des frissons et un malaise général. Les jours suivants ces phénomènes s'accentuent, le malade ne dort pas, sa température est très élevée. A aucun moment il n'a d'épistaxis ni de vomissements. C'est à ce moment (15 décembre) qu'il entre à l'hôpital.

État actuel. — Température dépassant 40°. La langue est saburrale, non rôtie, blanche au centre et rouge sur les bords. Le ventre n'est pas ballonné, les fosses iliaques ne sont pas douloureuses. Diarrhée jaune abondante et extrêmement fétide.

A l'auscultation des *poumons* quelques râles ronflants et sibilants surtout en avant. *Le cœur* ne présente rien d'anormal ; le pouls a 95 puls. par min.

La sensibilité partout normale.

Les urines contiennent de l'albumine (traces).

Le malade est dans un état de prostration, il répond pourtant aux questions qui lui sont posées.

17 décembre. — Taches rosées lenticulaires peu confluentes au-dessous des fausses côtes et à la face externe des cuisses, sont peu saillantes, disparaissent à la pression.

L'appareil digestif : langue humide, rouge sur les bords et à la pointe, blanche au centre ; pas de vomissements, ventre ne présentant à la pression ni matité ni tympanisme, fosse iliaque droite un peu douloureuse.

Le foie : normal ne dépasse pas les fausses côtes.

La rate : pas très grosse, néanmoins appréciable à la pression.

Appareil respiratoire : râles sibilants et ronflants surtout en avant. Cœur normal.

Urines : traces d'albumine. Etat somnolent, yeux toujours clos.

20 décembre. — L'état du malade est stationnaire.

La diarrhée a disparu.

22 décembre. — Le pouls est dépressible, les bruits du cœur sont mal frappés. Les lèvres et les joues sont cyanosées. Le malade est dans un état profond de prostration, il somnole continuellement et n'ouvre les yeux que quand on lui parle, son regard est dans le vague, il ne répond aux questions que par un gémissement.

On lui fait 2 injections strychnine et spartéine, 1 cc. huile camphrée.

24 décembre. — On remarque du clonus du pied droit et gauche. Les réflexes rotuliens sont très exagérés. Le signe de Kernig existe. Le pouls 116 par minute.

Les mains ont une teinte brunâtre.

La diarrhée disparue le 23 reprend le 24, les matières sont très fétides. On continue les injections spartéine et strychnine, huile camphrée.

25. — Etat stationnaire.

26. — Battements du cœur mal frappés, le pouls à 96, est mou, filant, présentant un léger dicrotisme, taches rosées confluentes.

27. — Malade très abattu, visage cyanosé, nez froid, haleine fraîche. Le pouls est très mou, 96 pulsations, tension artérielle 9, ventre non ballonné, fosses iliaque peu douloureuses, pas de sang dans les selles. Râles ronflants et sibilants persistent.

28. — Le pouls se relève un peu, visage moins cyanosé. Les battements du cœur sont très flous, injection de 250 gr. de sérum, piqûres, de spartéine et strychnine 3 et 8 piqûres d'huile camphrée, sinapisation, 250 gr. sérum.

Le 29, 3 injections strychnine et spartéine, 12 injections d'huile camphrée.

Le 30, l'état du malade est meilleur, les bruits du cœur un peu moins flous.

Le 6 janvier, le malade va beaucoup mieux, il somnole toute la journée, ne sortant de sa torpeur que quand on lui parle; alors il gémit. Il n'a aucune douleur en un point précis. Incontinence d'urine.

Le 7, état stationnaire.

Le 8, pouls 90, ventre souple, langue humide, peu saburrale.

Le signe de Kernig persiste mais atténué.

Le clonus du pied à droite et à gauche persiste.

La sensibilité partout normale.

Le psychisme du malade est celui d'un enfant. Il pleure à certains moments, souvent si on le touche, il contracte son visage et gémit, ses mains sont au voisinage, ou sur ses organes génitaux.

À l'auscultation plus de râles.

Le 9, pouls 90, langue humide, état de torpeur continue.

Le 14, clonus persiste, réflexes rotuliens et palmaires toujours très exagérés, le Babinski est en flexion.

Le 16, clonus du pied persiste mais un peu atténué, réflexe crémastérien très exagéré à droite et à gauche, réflexes rotuliens exagérés.

Le malade sort peu à peu de son état de somnolence. il commence à s'intéresser à ce qui l'entoure. Parfois cependant il gémit. Langue humide, appétit bon. La température après avoir fait quelques oscillations est le 15 au soir 37°6, le 16 au matin 36°8.

Le 20, en percutant longtemps le tendon rotulien on ne produit pas l'extension des orteils.

On fait marcher le malade. Il marche comme un paraplégique spasmodique, en tricotant.

Le 30, le malade marche seul, sa démarche est plus régulière, à peu près normale ; il traîne cependant encore un peu les pieds sur le sol. L'intelligence se réveille, la lecture est possible alors que le malade ne pouvait auparavant distinguer les caractères. Le malade lit nettement les numéros des lits qui lui font face. Réflexes rotuliens très exagérés, plus de signe de Kernig.

10 février, le malade guéri présente un facies éveillé contrastant singulièrement avec la face contractée et douloureuse du début. A l'inspection on remarque au-dessus des articulations du genou des vergetures rougeâtres dirigées transversalement. L'intelligence est vive, le malade fait des opérations mathématiques, sa mémoire est très nette.

Réflexes rotuliens et palmaires très exagérés.

Babinski en flexion.

Clonus persiste à gauche, aboli à droite.

Sensibilité normale suivant tous ses modes.

Sens normaux.

Vue normale, pas de troubles oculaires, pas de rétrécissement du champ visuel.

Appareil digestif : appétit excellent, langue humide, ni diarrhée, ni constipation.

Foie normal.

Appareil pulmonaire : normal.

Le cœur normal. Cependant pointe battant dans le sixième espace intercostal à un centimètre à gauche de la ligne abaissée du mamelon, pas de souffles dans vaisseaux du cou.

Le pouls est à 108.

Le malade semble avoir grandi de 3 à 4 centimètres.

Le 12, marche normale.

Il sort de l'hôpital le 13 février 1900.

En résumé dans ces 14 observations nous trouvons :

Les réflexes rotuliens :

Normaux, 1 fois. — Exagérés, 8 fois.

Diminués, 1 fois. — Abolis, 4 fois.

Réflexes achilléens :

Normaux, » — Exagérés, 4 fois.

Diminués, 1 fois. — Abolis, 8 fois.

Tremblement épileptoïde :

Marqué, 6 fois. — Absent, 8 fois.

Réflexes du poignet :

Exagérés, 3 fois. — Abolis, 10 fois.

Réflexes du coude :

Exagérés, 3 fois. — Abolis, 10 fois.

En jetant les yeux sur ces résultats, nous voyons que dans ces 14 observations, le réflexe rotulien est celui qu'on trouve le plus souvent exagéré ; viennent ensuite par ordre de fréquence le tremblement épileptoïde et les réflexes achilléens. Quant aux réflexes du coude et du poignet, ils sont le plus souvent abolis.

Cependant il semble y avoir une certaine corrélation entre les réflexes rotuliens et achilléens car le plus souvent ils sont exagérés ou abolis tous deux. Cependant ce fait n'est pas constant, témoin notre observation III dont la malade présentait de l'exagération des réflexes rotuliens et de l'abolition des réflexes achilléens. Il en est de même pour les réflexes du poignet et du coude qui cependant sont le plus généralement exagérés tous les deux ou abolis également.

Quant à affirmer que tel réflexe est exagéré à telle ou telle époque de la maladie ou aboli, nous ne croyons pas qu'il soit possible d'affirmer pareille opinion car nous avons trouvé l'exagération ou l'abolition aussi bien dans le cours de la maladie que pendant la convalescence.

Une observation particulièrement intéressante est celle que nous devons à l'obligeance de M. Hirtz et qui concerne ce jeune garçon boucher qui présenta le signe de Kernig et de la démarche spasmodique.

Evidemment dans ce cas l'exagération des réflexes était le symptôme certain d'infection médullaire, qu'elle fût ou non d'origine éberthienne, et ce jeune homme a eu à une certaine phase de sa maladie des lésions médullaires qui ont disparu totalement puisqu'il a quitté l'hôpital guéri.

Nous sommes en droit de penser que quand un malade présente une grande exagération des réflexes il doit exister et il existe des lésions médullaires. D'ailleurs l'examen des deux moelles de typhiques ayant présenté une grande exagération des réflexes fait par M. Renard et que j'ai relaté plus haut vient à l'appui de notre opinion.

Il nous reste un regret, celui de n'avoir pu corroborer par l'examen d'une ou plusieurs moelles de typhiques cette assertion, nous en avons cherché mais nous n'avons pas eu le bonheur de nous en procurer.

Quant à vouloir faire usage de l'examen des réflexes au point de vue du pronostic, cela ne nous semble pas être un moyen très sûr d'affirmer ce que deviendra le malade dans tel ou tel cas.

Nous en avons la preuve dans notre observation XIV: au premier abord et à un certain moment on devait craindre un dénoûment fatal et il n'en a rien été, le malade a guéri parfaitement.

D'ailleurs dans les autres observations que nous avons relatées, qu'il y ait eu exagération ou abolition des réflexes, les malades ont guéri ou étaient en convalescence et rien ne faisait prévoir une terminaison fâcheuse.

CONCLUSIONS

De ces faits réunis nous tirons donc les conclusions suivantes :

I. — Il y a le plus souvent exagération des réflexes rotuliens et achilléens avec tremblement épileptoïde dans les formes graves de la fièvre typhoïde.

II. — Les réflexes du poignet et du coude sont le plus souvent abolis.

III. — Il y a des lésions médullaires d'origine infectieuse lorsqu'il y a exagération des réflexes dans la fièvre typhoïde.

IV. — Cette infection médullaire peut exister à tous les degrés et on est en droit de croire que parfois elle puisse entraîner la mort.

V. — Nous ne pouvons pas à l'aide de l'examen des réflexes dans la fièvre typhoïde tirer un pronostic exact.

VI. — Cependantdans la fièvre typhoïde nous pen-
sons qu'il n'est pas inutile au point de vue classique
d'examiner les réflexes et de rechercher le signe de
Kernig.

INDEX BIBLIOGRAPHIQUE

ARTAUD (Marcel). — 1901. *Forme nerveuse de la fièvre typhoïde avec contracture.* Paris, 1901, 8°, n° 214.

ALBOUZE (E.). — 1891. *Etat des réflexes dans la fièvre typhoïde chez les enfants à la période aiguë et pendant la convalescence.* Lyon, 1891, 4°.

BALLET. — 1881. Trépidation plantaire dans la fièvre typhoïde. In : Contribution à l'étude des réflexes tendineux. Note sur l'état de la réflectivité spinale dans la fièvre typhoïde. *Progrès méd.,* Paris, 1881, ix, 783-785.

BALLET. — 1881. Trépidation plantaire dans la fièvre typhoïde. In : Contribution à l'étude des réflexes tendineux. Note sur l'état de la réflectivité spinale dans la fièvre typhoïde. *Progrès méd.,* Paris, 1881, ix, 803-804.

BEAUJEU (P.). — 1899. *De la dissociation du réflexe rotulien, et de la trépidation plantaire dans la fièvre typhoïde.* Lyon, 1899, 8°, n° 76.

BERNHEIM. — 1891-95. De l'exagération des réflexes tendineux du pied et du genou dans la fièvre tyhoïde. Soc. de med. de Nancy, 1891-75, C.-R., p. xxvii-xxix.

BERNHEIM. — 1895. *Phénomènes du pied et du genou dans la fièvre typhoïde.* Deuxième cong. fr. de méd. int., Bordeaux, 1895, 10 août.

BERNHEIM. — 1896. *De l'exagération des réflexes tendineux du pied et du genou, dans la fièvre typhoïde.* Cong. franç. de méd., 1895, Paris, 1896, ii, 752-757.

BENEDETTI (G.-E.). — 1886. La ricorrenza palmare nell'Ileo-tifo. *Ric. ceneta d. Sc. med.,* Venezia, 1886, v, 115-119.

BOMCHIS (Isidore-A.). — 1900. *Du hoquet dans le cours de la fièvre typhoïde.* Paris, 1900, 8°, n° 119.

DAUREILLAN. — 1895. Du hoquet dans le cours de la fièvre typhoïde. Bordeaux, *Th.* de doct., 1895.

DELOM-SORBÉ. — 1885. Réflexes dans la fièvre typhoïde. In : De la trépidation épileptoïde provoquée (observ. XIII et suivantes). *Th.* de doct., Bordeaux, 1885.

DURDOS (A.). — 1875. *Des accidents nerveux tardifs, dans la convalescence de la fièvre typhoïde.* Paris, 1875, 8°, n° 137.

ELLIS (R.). — 1892. The nervous sequalæ of typhoid fever. *Med. Rec.,* N.-Y., 1892, xlii, 308.

FILIPOSICZ (W.) — 1898. Ueber ein bei Ileotyphus an der Hand-flæche und an der Fusschle zu beobachtendes Phænomen. *Centralbl.f. d. med. Wissensch.,Berl.,* 1898, xxxvi, 178.

FOULERTON (A. G. R.) a. THOMSON (C.) — 1900. On the cau-sation of nervous symptoms in typhoid fever, with an experimental study of the action of typhoid toxins on the ganglion cells of the central nervous system. *Lancet, Lond.,* 1900, i, 1121-1125.

LANNOIS — Épilepsie et fièvre typhoïde. *Rec. de Méd.,* Paris, 1893. 493.

Lenoir (L.) — 1900. *Des crises épileptiques au cours de la fièvre typhoïde*, leur influence sur la courbe thermique. Paris, 1900, 8°, n° 71.

Mader. — 1884. Vorkommen von Fuss und Knie klonus bei Typhus abdominalis neben schwachen Sehnenreflexen als Ausdruck der krankhaften Veraederung der Musculatur. *Rec. d. k. k. Krankenanst. Rudolph. Stiftung in Wien* (1884), 1885, 289.

Mader. — 1885. Ueber das Vorkommen von Patellar, und Fussklonus bei Typhus und dessen Ursachen. *Ber. d. k. k. Krankenanst. Rudolph. Stiftung in Wien* (1885), 1886, 295-300.

Marie. (P.) — 1892. Infections et épilepsie. *Semaine méd.*. Paris, 1892, xii, 282-284.

Motta-Coco (A.) — 8099. Sul significato diagnostico e pro nostico del fenomeno palmo-plantare nelle febbri tifoidee. *Gazz. med. di Torino*, 1899, i, 41-49.

— Reperto isto-patologico della cute in un caso di tifo che presentava il segno palmo-plantare. *Gazz. med di Torino*, 1898, xlix, 781-786.

Pascoletti (S.) — 1900. Il segno palmo-plantare nella tifoide. *Gazz. d. Osp.*. Milano, 1900, xxi, 724-725.

Perret et Devic. — 1890. Etat des réflexes dans la fièvre typhoïde. In : Etude sur 81 cas de fièvre typhoïde infantile traitée par les bains froids. *Province méd.*, Lyon, 1890, iv, 315 et 327.

Petitclerc. — 1880. Réflexes tendineux dans la fièvre typhoïde. In : Des réflexes tendineux. *Th.* de doc., Paris. 1880.

PLUYAUD (P. J.) — 1881. Etude des réflexes tendineux dans la fièvre typhoïde. Paris. 1883, 4º. T. Dt.

POKROVSKI (P. A.) — 1883. Condition of reflex excitability of the spinal cord in typhoid in connection with the clinical picture of the latter. *Vrach. Vaidom.*, St.-Petersb., 1883, VIII, 4066.

— 1883. Condition of reflex excitability of the spinal cord in typhoid in connection with the clinical picture of the latter. *Vrach. Vaidom.*, St.-Petersb.. 1883, VIII, 4081.

— 1883. Condition of reflex excitability of the spinal cord in typhoid in connection with the clinical picture of the latter. *Vrach Vaidom.*, St.-Petersb., 1882, VIII, 4098.

QUENTIN (L.) — 1898. Contribution à l'étude du signe palmo plantaire dans la fièvre typhoïde, Paris, 1898, 8º.

QUENTIN (L.). — 1898. Contribution à l'étude du signe palmo plantaire, dans la fièvre typhoïde. *Arch. gén. de Méd.*, Paris, 1898, I, 533-545.

RENARD. — 1895. De l'exagération des réflexes tendineux du pied et du genou, dans la fièvre typhoïde. *Thèse*, Nancy, 1895.

REMLINGER (P.). — 1901. Contribution à l'étude des réflexes tendineux dans la fièvre typhoïde. *Rev. de Méd.*, Paris, 1901, XXI, 45-73.

RIBEROLLES (Emile). — 1883-84. Contribution à l'étude des phénomènes nerveux de la fièvre typhoïde, leurs rapports avec la température. Rien au point de vue réflexes. *Th.* de doct., Paris, 1883-84, nº 220.

STRUMPELL (A.). — 1879. Exagération des réflexes tendineux chez les phtisiques à état grave et chez les typhiques. In :

Zur Kenntniss der Sehnenreflexe. *Deutsche Arch. f. Klin. Med., Leipz.*, 1879, xxiv, 175-191.

TRIPIER et BOUVERET. — 1886. Crises convulsives chez des épileptiques au cours d'une fièvre typhoïde. In: *La fièvre typhoïde traitée par les bains froids.* Paris, 1886, 12o, p. 169.

VOISIN (J.). — 1897. Epilepsie et fièvre typhoïde. In: *L'épilepsie.* Paris, 1897, 8o.

IMPRIMERIE F. DEVERDUN, BUZANÇAIS (INDRE)

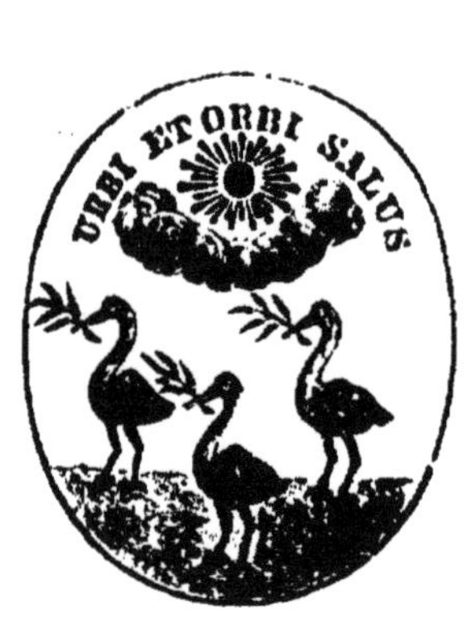

IMPRIMERIE F. DEVERDUN, BUZANÇAIS (INDRE).

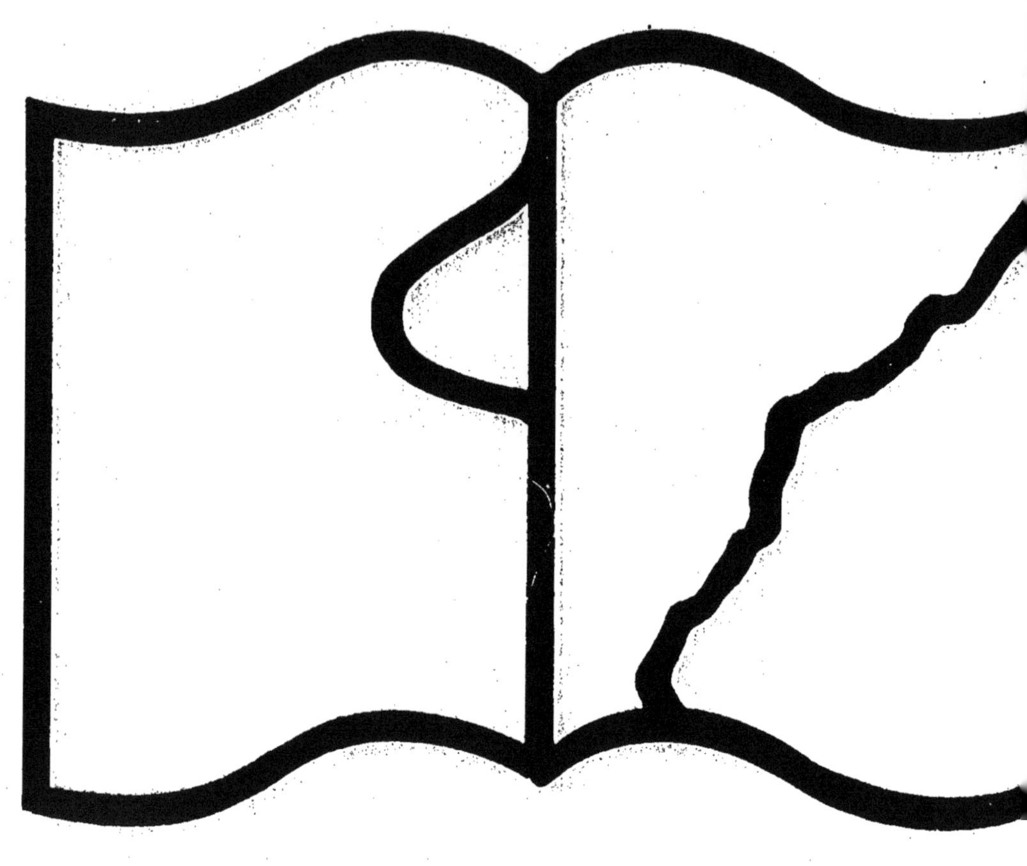

Texte détérioré — reliure défectueuse

NF Z 43-120-11

www.ingramcontent.com/pod-product-compliance
Ingram Content Group UK Ltd.
Pitfield, Milton Keynes, MK11 3LW, UK
UKHW021132140726
13695UKWH00004B/1848